AF308857

DES

VÉGÉTATIONS ADÉNOÏDES

CHEZ L'ADULTE

PAR

Le Dr Henri CUVILLIER

Ancien interne des hôpitaux de Paris
Et de la Clinique laryngologique de Lariboisière

PARIS

G. STEINHEIL, ÉDITEUR

2, RUE CASIMIR-DELAVIGNE, 2

1891

IMPRIMERIE LEMALE ET Cie, HAVRE

DES

VÉGÉTATIONS ADÉNOÏDES

CHEZ L'ADULTE

PAR

Le Dr Henri CUVILLIER

Ancien interne des hôpitaux de Paris
Et de la Clinique laryngologique de Lariboisière

PARIS

G. STEINHEIL, ÉDITEUR

2, RUE CASIMIR-DELAVIGNE, 2

1891

DES

VÉGÉTATIONS ADÉNOÏDES

CHEZ L'ADULTE

AVANT-PROPOS

Les végétations adénoïdes sont essentiellement, mais non exclusivement une maladie de l'enfance.

C'est à tort que quelques auteurs ont nié, la plupart laissé dans l'ombre, leur existence possible chez l'adulte.

Dans de récentes communications dont nous avons tiré grand profit, M. Raulin (1), au point de vue clinique, MM. Luc et Dubief (2), au point de vue anatomo-pathologique, ont rappelé l'attention sur des faits trop peu étudiés jusqu'à présent.

Pendant notre internat dans le service laryngologique

(1) *Société de laryngologie française*, session 1890.
(2) *Congrès international de Berlin*, 1890.

de l'hôpital Lariboisière, nous avons eu l'occasion de voir et de traiter un certain nombre d'adultes, porteurs de végétations adénoïdes ; nous avons pu faire l'examen histologique des tumeurs enlevées. Ce sont ces différents cas qu'il nous a paru intéressant de publier. Nous y avons joint des observations, encore inédites, de la pratique privée de notre maître, le Dr Gouguenheim, et qu'il a bien voulu nous communiquer. Quelques-unes remontent à plusieurs années déjà ; à l'une d'elles, est joint un examen histologique.

Au cours de ces deux années passées à la clinique oto-laryngologique de Lariboisière, le Dr Gouguenheim ne nous a pas seulement fait profiter de son enseignement théorique. Il nous a de plus laissé la facilité de nous former aux opérations laryngiennes. Nous ne saurions trop lui en être reconnaissant.

M. le professeur Tillaux, en acceptant la présidence de notre thèse, nous a donné une nouvelle preuve de l'intérêt dont il a toujours bien voulu nous honorer.

M. le Dr Barth, depuis le début de nos études, a été pour nous un guide dont les conseils ne nous ont jamais fait défaut et nous ont été surtout précieux pendant l'année d'internat que nous avons pu passer sous sa direction. Qu'il nous permette de l'assurer ici de notre profonde gratitude.

M. le Dr Quinquaud a bien voulu nous accepter comme interne à l'hôpital St-Louis : c'est un honneur dont nous le remercions et dont nous apprécions vivement le prix ; car ses savantes leçons de dermatologie seront toujours pour nous de la plus grande utilité.

M. le Dr Rendu, dont nous avons été l'externe, et

M. le Dr Moutard-Martin avaient bien voulu nous faire la faveur de nous réserver une place d'interne ; les circonstances ne nous ont pas permis d'en profiter. Nous ne leur en gardons pas moins une vive reconnaissance.

Que M. le professeur Guyon, MM. Bucquoy, B. Anger, Ed. Labbé, Richardière, que nous avons eus encore pour maîtres dans les hôpitaux, veuillent bien accepter nos remerciements pour l'enseignement qu'ils nous ont donné.

M. le professeur Politzer, pendant notre séjour à Vienne, a bien voulu nous accueillir avec une amabilité, dont nous garderons toujours le souvenir. Nous ne saurions oublier d'inscrire ici son nom, comme un faible témoignage de notre reconnaissance.

Nous adressons aussi nos bien vifs remerciements à notre ami le Dr Nicolle, qui a mis à notre service ses connaissances approfondies en histologie, ainsi qu'à nos amis Fauquez et Glower qui nous ont dessiné les coupes.

CHAPITRE PREMIER

Anatomie normale.

Le pharynx s'étend de la base du crâne au bord inférieur du cartilage cricoïde, « sous forme d'une gouttière ouverte en avant et qui représente un large vestibule commun aux voies respiratoires et aux voies digestives » (1).

On peut le diviser en trois parties : une partie nasale, une partie buccale, une partie laryngée.

Nous nous bornerons à l'étude de la portion nasale, qui seule intéresse directement notre sujet.

La portion nasale du pharynx, désignée encore sous le nom de rhino-pharynx, est limitée en haut et en arrière par l'apophyse basilaire, très obliquement inclinée ; sur les côtés par les ailes interues des apophyses ptérygoïdes ; en bas par le voile du palais ; en avant, elle se continue directement avec les fosses nasales, dont elle forme une véritable dépendance.

Sur la paroi latérale, on trouve la fossette de Rosenmüller et l'ouverture de la trompe d'Eustache. La trompe d'Eustache vient déboucher dans le pharynx par un orifice tantôt en forme de fente, tantôt en forme d'entonnoir, occupant à peu près le centre de la paroi

(1) TILLAUX. *Anat. topogr.*, p. 348.

latérale, à 1 cent. de la paroi postérieure et à 10 ou 12 millim. de l'extrémité postérieure du cornet inférieur.

La paroi supérieure, qui commence à la limite des choanes, s'étend, selon Trautmann jusqu'à une ligne menée transversalement par le tubercule pharyngien ; elle a une largeur de 2 cent. chez l'adulte. C'est à son niveau que se trouve située l'amygdale pharyngée.

La largeur du pharynx nasal est de 3 centim. ; sa hauteur de 2 centim. ; son diamètre antéro-postérieur de 2 centim. Sa capacité serait, d'après Luschka, d'environ 14 centim. cubes.

Ce ne sont là d'ailleurs que des dimensions moyennes, variables, selon les individus, mais dont on peut tirer cette conclusion : « qu'une tumeur occupant le pharynx nasal ne peut dépasser le volume d'une noix sans préjudicier aux organes voisins » (1).

Nous ne nous attarderons pas à la description, des couches fibro-celluleuse, musculaire et aponévrotique qui entrent dans la structure du rhino-pharynx. Nous arriverons immédiatement à l'étude de la muqueuse.

La question de savoir si cette muqueuse provenait de l'ectoderme a été jadis fort discutée.

On se rappelle que Robin, se basant sur les caractères anatomiques, considérait la muqueuse du pharynx comme formée par une invagination de l'ectoderme. Mais Balfour, M. Duval, Hermann et Tourneux, Demon Schwabach, Retterer etc., admettent que la muqueuse pharyngienne provient de l'endoderme. Ces auteurs appuient leur opinion sur une étude attentive de l'évolution

____

(1) MOLDENHAUER. *Mal. des fosses nasales*, p. 18.

de la membrane de Rathke. Quant à l'argument, qui repose sur les caractères physiques de la muqueuse, il est réduit à néant par la thèse récente de M. Moreau qui a montré qu'on peut faire modifier les caractères morphologiques d'un épithélium rien qu'en modifiant artificiellement ses conditions de milieu.

A l'heure actuelle, l'origine endodermique de la muqueuse laryngée est généralement admise.

Épaisse, rougeâtre, granuleuse, la muqueuse est en continuité d'une part avec celle des fosses nasales, d'autre part avec celle de la trompe d'Eustache.

A sa surface est un épithélium cylindrique à cils vibratiles, épithélium qui devient pavimenteux dans le pharynx buccal. Par contre, dans la trompe d'Eustache, l'épithélium conserve son caractère jusqu'à l'abouchement dans l'oreille moyenne.

Dans son épaisseur, on trouve des glandes et du tissu lymphoïde. Les glandes sont des glandes en grappes, dont la structure se rapproche de celle des glandes de la muqueuse buccale. Leur conduit excréteur est d'autant plus court que la muqueuse est plus adhérente. Ces glandes forment une couche presque continue et soulèvent la muqueuse en lui donnant l'aspect granuleux que nous avons signalé. Un groupe distinct existe au niveau de chacun des orifices de la trompe d'Eustache.

Outre les glandes, la muqueuse renferme, avons-nous dit, du tissu lymphoïde, sur la disposition duquel nous insisterons assez longuement, car c'est d'elle que dépendent les phénomènes anatomo-pathologiques et cliniques qui font l'objet de notre travail.

A la partie médiane de la voûte du pharynx, entre

les deux orifices des trompes et au point où la muqueuse
tapisse la base du crâne, on trouve « une masse de tissu
mou, spongieux, faisant saillie, à aspect irrégulier et
bosselé, qui occupe la moitié postérieure de la voûte et
qui se continue en prenant plus de largeur sur la paroi
postérieure pour se résoudre ensuite en quelques granulations disséminées » (1).

C'est cette masse de tissu lymphoïde qu'on a décrit
sous le nom d'*amygdale pharyngienne* : elle fait partie
de ce que Waldeyer a appelé l'anneau lymphatique de
la gorge.

Cet anneau lymphatique, situé presque verticale-
ment, part de l'amygdale linguale, passe par les amygdales palatines et les amygdales tubaires, et aboutit à
l'amygdale pharyngée. Ces différentes masses, plus ou
moins volumineuses, sont réunies entre elles par des
traînées lymphatiques constituées par des follicules
clos et qui ferment l'anneau.

Signalée par Tortual (2), Arnold (3), Lacauchie (4),
l'amygdale pharyngée fut pour la première fois dé-
crite d'une façon très nette, en 1863, par Kölliker dans
ses Eléments d'histologie humaine. « Des glandes folli-
culeuses, dit-il, se rencontrent à la voûte du pharynx ;
elles sont simples ou composées comme les amygdales.
Là où la muqueuse adhère fortement aux os du crâne,
j'ai trouvé constamment une couche glandulaire ayant
jusqu'à 9 millim. 1/2 d'épaisseur, étendue d'un orifice

(1) MOLDENHAUER. *Loc. cit.,* p. 19.
(2) TORTUAL. *Ueber den Bau des menschlichen Schlund,* 1846.
(3) ARNOLD. *Handbuch der anatomie des menschen,* 1847.
(4) LACAUCHIE. *Traité d'hydrotomie dans les recherches anatomiques,* 1847.

tubaire à l'autre et dont la structure ne diffère en rien de celle des tonsilles, si ce n'est toutefois que les glandes y sont de dimensions moindres. »

Luschka (1) appela d'une façon particulière l'attention sur l'amygdale pharyngée qu'on désigne parfois d'ailleurs sous le nom « d'amygdale de Luschka ». Il en fit une étude détaillée et montra qu'elle était formée par un amas de follicules lymphatiques, assimilable en tous points à l'amygdale palatine.

Frey, Schmidt, Wendt, Trautmann en ont repris et complété la description, les uns au point de vue anatomique, les autres au point de vue pathologique.

Chez le fœtus, on ne trouve aucune trace de cette amygdale avant le 7ᵉ mois, date à laquelle « on trouve des cellules rondes très nombreuses ; mais disséminées sans ordre dans le chorion, de tous points semblables à celles infiltrées dans les follicules et qui constituent peut-être les vestiges de ce qui sera plus tard un follicule » (2).

Complètement constituée à la naissance, selon Chatellier, elle est très développée chez l'enfant. D'après Luschka, elle atteindrait une longueur moyenne de 3 cent. à partir de l'extrémité postérieure du toit de la cavité nasale et une épaisseur maximum de 8 milim. ; d'après Trautmann sa longueur, jusqu'à 3 ans, varierait de 1 cent. à 1 c. 1/2. Plus tard, dit-il, il est impossible de donner les limites exactes, à cause de l'inégal développement du crâne selon les personnes (3).

(1) Luschka. *In Max Schultze Archiv.*, 1868-1869.
(2) Chatellier. Thèse, 1886, p. 4.
(3) Trautmamn. *Ueber hyperplasie der Rachentonsille.* Berlin, 1885.

L'amygdale pharyngée présente un aspect irrégulier et crevassé, tout particulier, dû à ce que certaines parties du tissu augmentent de volume tandis que d'autres s'atrophient (Moldenhauer). Si on l'examine à l'état frais, on y voit à la surface un petit pointillé dû aux orifices glandulaires (1).

Quand son développement est normal, elle se présente sous l'aspect d'une masse de couleur jaune rosé, formée par la réunion de bandelettes. Ces bandelettes séparées les unes des autres par des sillons, sont au nombre de 3 ou 4 de chaque côté d'un sillon médian plus profond. Les sillons parfois très profonds ne présentent pas de trace de divisions ou bien on aperçoit en les écartant de petits points de substance molle reliant entre elles deux bandelettes (Mégevand). Les sillons et les bandelettes ont une direction antéro-postérieure et s'incurvent en formant des arcs à concavité interne.

De la bandelette la plus externe, se détachent souvent des traînées lymphatiques secondaires qui vont se perdre dans la fossette de Rosenmüller, à laquelle elles peuvent donner un aspect particulier d'éponge (Mégevand) ; ou dans la portion interne de la trompe, constituant alors ce qu'on a appelé l'amygdale tubaire (Tortual, Gerlach, Teutleben).

D'autres traînées suivent une direction différente et pénètrent dans le voile du palais ou dans la muqueuse du cornet inférieur.

A l'extrémité inférieure du sillon médian, séparée par une petite cloison et distincte de l'amygdale, est située « la bourse de Luschka ».

(1) MÉGEVAND. *Étude anat. path. du pharynx nasal.* Genève, 1887.

L'amygdale pharyngée ne se présente pas toujours à un état de développement aussi complet que celui qui vient d'être décrit. Chez l'adulte ou le vieillard, elle peut n'être représentée que par une ou deux bandelettes visibles sur la voûte du pharynx, espacées par de très larges sillons dont le fond paraît directement formé par le tissu conjonctif sous-adénoïde (Mégevand).

Si on examine une coupe de l'amygdale pharyngée, allant de la surface à la profondeur, on y trouve : 1° un épithélium à cils vibratiles ; 2° une couche de cellules cubiques ou polygonales existant souvent seule (Trautmann, Mégevand) ; 3° du tissu adénoïde à réticulum très fin, avec de nombreux corpuscules lymphatiques et dans lequel on distingue de petites granulations transparentes de la grosseur d'une graine de pavot, logées dans les parois des glandes et qui sont également constituées par un fin réticulum comprenant dans ses mailles des corpuscules lymphatiques (Luschka) ; 4° du tissu conjonctif, avec de nombreuses glandes en grappes disposées très irrégulièrement chez l'enfant ; dont la disposition varie chez l'adulte et dont les lobules sont plus ou moins séparés et entourés de tissu conjonctif (Mégevand).

D'après Trautmann, la couche musculaire manquerait sous l'amygdale. Mégevand, se rangeant à l'opinion de Luschka, admet qu'elle existe, mais peu développée.

Outre cette masse adénoïde, qui constitue l'amygdale pharyngée, outre les traînées que nous avons décrites, on trouve dans la muqueuse du rhino-pharynx de nombreux follicules clos isolés et disséminés.

Les artères qui irriguent ce tissu viennent de la pharyngienne inférieure, branche de la faciale, de la vidienne et de la. pharyngienne supérieure, branche de la maxillaire interne.

Les veines sont en communication avec celles des fosses nasales; et, par cette particularité anatomique, Trautmann explique l'hypertrophie secondaire des cornets par stase sanguine dans le cas de végétations adénoïdes.

Quant aux lymphatiques, ils forment un abondant réseau qui vient aboutir à un ganglion, situé en avant de l'axis, à la limite supérieure du pharynx buccal.

CHAPITRE II

Anatomie pathologique.

Nous avons pu recueillir des végétations adénoïdes
sur trois malades, âgés de 34, 45 et 60 ans. Nous devons
à l'obligeance du Dr Gouguenheim une coupe provenant
des végétations enlevées à un homme de 65 ans.

Notre ami le Dr Nicolle, a bien voulu en faire l'examen
et nous remettre la description détaillée que nous
reproduisons ici :

MALADE AGÉ DE 45 ANS

« On nous a remis 3 préparations colorées au picro-
carmin et montées dans la glycérine. Ces préparations,
étudiées avec l'oculaire 1 Verick et les objectifs 00
Nachet, 2 et 7 Verick, ont montré les particularités
suivantes :

Les lésions intéressent exclusivement la muqueuse
pharyngée ; la sous-muqueuse est indemne. La muqueuse est épaissie, infiltrée de cellules rondes qui se
colorent bien par le carmin et présente de nombreuses
invaginations épithéliales dont quelques-unes sont con-
verties en kystes véritables. Sa surface libre, inégale et
végétante, est presque totalement dépourvue d'épithé-
liums ; au-dessous d'elle se voient plusieurs follicules

C.

2

clos manifestement hypertrophiés. Le tissu malade est constitué par un réticulum analogue à celui des ganglions lymphatiques, mais moins facile à voir à cause de la quantité considérable d'éléments qui remplissent ses mailles ; dans ce tissu, les vaisseaux n'offrent aucun épaississement de leurs parois. L'épithélium qui tapisse les invaginations répond au type cylindrique à cils vibratiles ; il conserve ces caractères au niveau des kystes qui sont remplis de débris cellulaires et d'une matière d'apparence colloïde.

Il s'agit donc de lésions inflammatoires de la muqueuse pharyngée, lésions en pleine évolution. »

MALADE AGÉ DE 34 ANS

« On nous a remis 3 préparations colorées au picro-carmin et montées dans la glycérine. Ces préparations, étudiées dans les mêmes conditions que celles de l'observation précédente, nous ont permis de constater des lésions à peu près identiques. Ces lésions consistent, en effet, dans un épaississement de la muqueuse pharyngée, accompagné d'un état bourgeonnant de sa surface et d'une exfoliation épithéliale presque absolue. Au-dessous de la couche bourgeonnante, on rencontre des follicules clos dont le volume se montre sensiblement plus grand que normalement. Le tissu malade est formé d'un réticulum adénoïde, rempli de nombreuses cellules rondes, qui ne présentent nulle part trace de dégénérescence. Le système vasculaire est sain. Enfin il existe des invaginations constituées par de l'épithélium cylindrique à cils vibratiles, mais pas de kystes.

Liagnostic histologique : inflammation de la mu- queuse du pharynx à un stade essentiellement actif ».

Le réticulum adénoïde de cette coupe a été dessiné par notre ami, M. Fauquez.

MALADE AGÉ DE 60 ANS

« On nous a remis 2 coupes préparées comme pré-cédemment et dont l'étude offre un certain intérêt, car elles répondent à une région du pharynx où l'épithélium, de cylindrique vibratile qu'il était, devient pavimenteux et stratifié. Au niveau des points recouverts du premier de ces revêtements, les lésions sont celles qui ont déjà été décrites : (infiltration embryonnaire de la trame adé-noïde et des follicules clos, avec état végétant, chute quasi-complète de l'épithélium superficiel, productions d'invaginations au sein du tissu malade, et immunité des vaisseaux. Au niveau du second, au contraire, on remar-que que la couche épithéliale est indemne, que les papilles sous-jacentes sont absolument remplies de cellules rondes ainsi que le chorion muqueux, dont le volume s'est considérablement accru. Mais dans tous ces points il n'existe pas plus de trace de réticulum adénoïde qu'à l'état normal. Les vaisseaux sont sains.

Il s'est donc produit une *inflammation de la mu-queuse pharyngée* caractérisée par une infiltration d'élé-ments jeunes aussi bien au sein des zones adénoïdes que des zones non adénoïdes du chorion ; inflammation plus intense cependant dans les parties de structure lymphatique puisqu'elle a abouti à une exfoliation épi-théliale et à un bourgeonnement du tissu malade. »

Les follicules lymphatiques de cette coupe ont été dessinés par notre ami, M. Fauquez.

MALADE DE 65 ANS

On nous a remis une préparation colorée au carmin et montée dans le baume. Il est impossible de se rendre compte de l'orientation de cette coupe qui ne présente ni traces d'épithélium, ni follicules, ni apparence de tissu sous-muqueux. Tout se borne à une agglomération de cellules rondes reposant vraisemblablement au sein d'un réticulum lymphoïde; nous disons vraisemblablement; car le montage dans le baume rend la trame connective presque complètement invisible.

On ne saurait poser un diagnostic d'après l'examen de cette coupe.

Notre ami, M. Glower, a bien voulu nous remettre un dessin de cette coupe que nous reproduisons à la fin de ce travail.

En résumé, d'après ces différents examens histologiques, nous voyons que l'on s'est trouvé en présence d'une inflammation de la muqueuse pharyngée, à un stade entièrement actif, sans aucune trace de dégénérescence du tissu, sans lésions du système vasculaire, et où le rôle des follicules clos était tout à fait prédominant.

Nous n'avons pas constaté, comme ont dit l'avoir fait MM. Luc et Dubief (1), une production abondante de tissu fibreux autour des follicules clos et le long des vais-

(1) *Congrès international de Berlin,* 1890.

seaux » ; et nous devons rejeter, dans les cas observés par nous, l'idée de la régression de la tumeur.

Nos observations malheureusement ne sont pas assez nombreuses pour que nous puissions émettre une opinion générale.

Ce que nous sommes en droit de dire à l'heure actuelle, c'est que nous nous sommes trouvé en présence de végétations adénoïdes, développées chez des adultes et même chez des vieillards, et dont la structure était absolument semblable à celle des végétations développées chez les enfants.

CHAPITRE III

Étiologie. Pathogénie.

On admet généralement que les végétations adénoïdes développées pendant l'enfance, disparaissent de 15 à 20 ans.

« De nombreuses observations m'ont montré que les végétations adénoïdes que l'on rencontre chez les enfants, disparaissent très souvent après la puberté. J'ai fait cette constatation dans des cas où les végétations ne pouvaient être enlevées chez les enfants et où l'on n'en trouvait plus trace dans les mêmes individus adultes » (Politzer) (1).

Cette opinion, due à un des maîtres les plus autorisés de l'otologie, a une grande importance. Mais hâtons-nous d'ajouter qu'elle n'est pas exclusive, puisque le même auteur dit, dans son Traité des maladies de l'oreille, 2ᵉ édit., 1887, p. 449, que l'on trouve aussi, mais en général rarement, de ces végétations chez les adultes.

D'ailleurs, non seulement d'après l'anatomo-pathologie, mais encore d'après l'observation clinique, on peut se rendre compte que ces tumeurs sont loin d'entrer toujours en régression.

Chez certains malades, le début des accidents s'accuse

(1) POLITZER. Communication écrite.

seulement dans l'âge adulte, notamment pour les troubles de l'ouïe, sur lesquels, vu leur importance et la gêne qu'ils provoquent, on peut avoir en général des renseignements précis.

D'autres fois, il est vrai, d'après les renseignements du malade et les déformations constatées du squelette, on doit admettre que l'amygdale pharyngée s'est hypertrophiée dès l'enfance.

Donc, eu résumé, si nous admettons que très souvent les végétations adénoïdes datent du jeune âge, nous ne voyons aucune raison qui nous fasse rejeter l'idée que, dans certains cas, elles puissent se développer après la puberté.

Dans ces cas, nous reconnaîtrons alors comme causes occasionnelles les mêmes que pour la pharyngite granuleuse, c'est-à-dire toutes les causes d'irritation chronique de l'arrière-gorge.

CHAPITRE IV

Symptomatologie.

La notion de l'existence de végétations adénoïdes dans le pharynx nasal est de date récente ; elle est due aux nouveaux procédés d'investigation clinique, que la découverte de Czermak introduisit dans l'étude des affections de cet organe.

Czermak, en 1860, paraît avoir vu et décrit les pre mières végétations adénoïdes. Sur la voûte de la cavité pharyngienne, tout près de l'orifice de la trompe d'Eustache, il observa deux petites tumeurs dont l'une ressemblait à une « crête de coq ».

Voltolini (1865), Lœwenberg (1865-1867) en publièrent des cas, mais il faut arriver au travail remarquable de W. Meyer (de Copenhague) (1), pour que la symptomatologie de cette affection soit établie d'une façon définitive. Aussi « doit-il, à juste titre, être considéré comme ayant découvert les végétations adénoïdes du pharynx nasal ; car, bien qu'il n'ait pas été le premier à observer ces tumeurs, il est certainement le premier qui en ait démontré l'importance, et les ait complètement décrites » (Morell-Mackenzie).

(1) MEYER. Ueber aden. Veget. inder Nascenrachenhöhle, 1873-1874. *Arch. für Ohrenheilkunde.*

Depuis cette époque, de nombreux mémoires ont paru sur la marche clinique, l'anatomo-pathologie, le traitement de ces tumeurs. Citons ceux de Guye (d'Amsterdam), de Michel (de Cologne), de Lœwenberg, de Woaker, de Trautmann, et les excellentes thèses de Chatellier (1) et de Balme (2).

Mais « autant on a écrit sur ces tumeurs et leurs inconvénients chez les enfants, autant on a peu insisté sur leur existence chez l'adulte, le vieillard même et sur les différents troubles qu'elles déterminent (3). »

Les végétations adénoïdes s'offrent, il faut bien le dire, chez l'adulte avec des symptômes qui sont loin de former un ensemble aussi frappant que chez l'enfant.

Quand on voit, en effet, se présenter à la consultation un petit malade l'air étonné et hébété (W. Meyer), les yeux éteints, les joues aplaties, la mine allongée, la bouche entr'ouverte, la lèvre supérieure trop épaisse et ne recouvrant qu'incomplètement les incisives qui fréquemment chevauchent les unes sur les autres ; quand on apprend qu'il respire difficilement par le nez, qu'il ronfle la nuit, qu'il a une certaine dureté de l'ouïe ou bien une otorrhée ancienne et rebelle, la réunion de tous ces symptômes fonctionnels est assez nette et assez saisissante pour que le diagnostic s'impose sans qu'il soit même nécessaire de recourir à l'inspection de la cavité pharyngienne.

Il n'en est pas ainsi chez l'adulte, où le rhinopharynx est beaucoup plus large et où le développe-

____

(1) CHATELLIER. Thèse, 1886.
(2) BALME. Thèse, 1888.
(3) MOURE. *Soc. de laryng. frang*, 1890.

ment de l'amygdale de Luschka peut ne déterminer que des symptômes assez peu accusés pour passer inaperçus.

Les symptômes sont de deux ordres : fonctionnels ou physiques.

Symptômes fonctionnels.

Troubles respiratoires. — Chez les enfants, les troubles respiratoires sont ceux qui ont le plus d'importance et qui dominent le tableau clinique.

Tous les auteurs, qui ont traité des tumeurs adénoïdes, ont insisté sur eux et en ont fait une description minutieuse. Ils se traduisent par un essoufflement facile pendant la journée ; par un ronflement et par des accès d'étouffements pendant le sommeil, avec réveil en sursaut et sueurs profuses, laissant croire à des attaques d'asthme précoce par des changements dans le rythme respiratoire (Grancher).

Chez l'adulte, ces troubles respiratoires sont moins intenses. La tonsille pharyngienne s'hypertrophie dans une cavité beaucoup plus spacieuse ; et l'ouverture postérieure des fosses nasales peut rester assez libre pour que le passage de l'air s'y fasse facilement. Aussi la gêne respiratoire peut-elle être très peu accusée.

Dans certains cas, par contre, elle peut devenir aussi marquée que chez les enfants : c'est quand les végétations adénoïdes s'accompagnent de rhinite hypertrophique.

Cette complication est d'ailleurs fréquente, et, comme nous l'avons déjà indiqué à l'anatomie, tire son explication de ce fait que les veines de la muqueuse des cornets et de la muqueuse pharyngienne communiquent entre elles. M. Raulin a, dans le très intéressant mémoire qu'il a lu à la Société de laryngologie française, insiste avec juste raison sur ce point. « Il s'agit là, dit-il, d'une rhinite pseudo-hypertrophique beaucoup plus marquée sur les cornets inférieurs ; cet état est occasionné par la congestion passive du tissu caverneux, due à des troubles circulatoires, engendrés par la présence de l'hypertrophie de la tonsille pharyngienne ».

Dans ces cas, il y a suppression de la respiration nasale ; et le malade est obligé de respirer la bouche ouverte. Ce mode de respiration, absolument antiphysiologique, l'expose à toute série d'accidents.

« Le nez, dit M. Ruault (1), est avant tout l'organe de défense des voies respiratoires plus profondes ; c'est selon l'heureuse expression de M. François Franck une *sentinelle respiratoire*. On peut d'abord le considérer comme un filtre destiné à arrêter, dans ses cavités anfractueuses, les poussières inorganiques et organiques, inanimées et vivantes qui sont contenues en si forte proportion dans l'air que nous respirons. »

Mais là ne se borne pas son rôle ; en même temps qu'il filtre et purifie dans une certaine mesure l'air inspiré, il permet à cet air « de se mélanger, avant de pénétrer dans la poitrine avec celui plus humide et plus chaud, contenu dans les fosses nasales et leur cavités accessoires ».

Si la respiration nasale est devenue impossible, le malade devra y suppléer par la respiration buccale ; l'air arrivera donc directement dans les poumons plus

(1) *Leçons inédites sur les maladies du nez.* Thèse de BALME, p. 70.

sec et plus froid que physiologiquement ; et il en résultera, de ce fait seul, que le malade sera exposé à contracter des pharyngites, des laryngites et des bronchites.

Comme l'enfant, il ronflera en dormant et par le même mécanisme. « L'air passant par la cavité buccale rencontre, à l'isthme du gosier, le voile du palais à l'état de repos, c'est-à-dire de flaccidité absolue, son bord inférieur, reposant sur la base de la langue ; il le soulève pour entrer dans le larynx ; mais le voile retombe pour être aussitôt soulevé de nouveau ; ces vibrations produisent un son inspiratoire qui est le ronflement » (Chatellier).

Nous ne trouverons pas ici des accidents aussi dramatiques que chez les enfants, avec accès d'étouffements et réveils en sursaut. Mais le sommeil peut être troublé pour une autre cause.

La respiration buccale amène au bout d'un certain temps une sécheresse exagérée du fond de la gorge ; et le malade se réveille, sous l'influence de cette sensation très désagréable.

Cette suppression de la perméabilité nasale, amenant la respiration par la bouche et la nécessité de tenir cette cavité ouverte pendant le sommeil, est la cause d'une irritation sécrétoire des glandes pharyngiennes, et secondairement de leur hypertrophie (Chomel) (1).

En même temps, les follicules clos isolés, que nous avons dit se trouver répandus dans toute l'épaisseur de la muqueuse buccale, sont, eux aussi, enflammés et

(1) CHOMEL. Pathol. gén., p. 134.

hypertrophiés, sous la même cause que la masse agglomérée qui forme l'amygdale de Luschka : tout le tissu adénoïde du pharynx est en résumé envahi.

La muqueuse présente toutes les traces d'une inflammation chronique : elle est d'un rouge uniforme ou ponctué, recouverte de mucosités adhérentes, tamisée de granulations discrètes ou confluentes (Peter).

Le malade présente, en un mot, tous les signes de ce qu'on a appelé l'*angine granuleuse ou glanduleuse* et c'est très souvent pour cette seule cause qu'il vient consulter.

Mais il faut être bien prévenu que l'on ne doit pas limiter son examen à la muqueuse du pharynx buccal. Très souvent la pharyngite granuleuse est chez l'adulte, comme chez l'enfant, concomitante à l'hypertrophie de la tonsille pharyngienne.

Il faut donc, pour s'en assurer, pratiquer la rhinoscopie postérieure.

Une erreur de diagnostic, par insuffisance d'examen, serait, dans ce cas, des plus préjudiciables au malade, puisque le traitement, mal dirigé, laisserait persister la cause principale des troubles dont il se plaint.

Phonation. — Les troubles de la parole chez les enfants se divisent en troubles de la phonation et en troubles de l'articulation.

Si le son se produit au niveau des cordes vocales inférieures, les harmoniques sont dues aux cavités de résonnance : bouche, pharynx, nez ; et ce sont les harmoniques qui donnent au son le timbre particulier. Quand le cavum pharyngé est obstrué par des masses adénoïdes, les sons dits nasaux, c'est-à-dire ceux qui, pour être émis, en exigent la perméabilité, seront nécessairement supprimés. AN sera prononcé comme A ; et *maman* comme *mama*.

L'enfant remplacera les consonnes qu'il ne peut plus émettre par celles qui s'en approchent le plus : N deviendra D, M deviendra B. Il dira : « *Je dai pas bal à bo dez* » pour « Je n'ai pas mal à mon nez » (Ruault).

Ces troubles de l'articulation ne se montrent plus chez l'adulte ; mais on observe des troubles de phonation parfois très accusés. « La voix perd de son intensité par suite des lésions habituelles du pharynx. La voix est « morte » suivant l'expression de Meyer. Michel, de Cologne, fait observer avec beaucoup de justesse que la voix a perdu son *métal*, qu'elle n'est plus bien timbrée ; mais c'est le résultat bien plutôt de la pharyngite concomitante que de l'oblitération de la cavité rétro-nasale. Si la lésion se rencontre chez un chanteur, il accuse presque toujours une grande fatigue dans le chant ; et l'impossibilité de chanter aussi longtemps que la plupart des autres chanteurs.

La différence se remarque surtout lorsqu'il s'agit de notes filées ou de trilles. La faculté de filer les sons est presque perdue, le malade ne peut le soutenir ni le crescendo, ni la durée.

Les orateurs ou acteurs dramatiques se plaignent de la fatigue qu'ils ont à parler et à fournir jusqu'au bout un discours ou un rôle ; d'autant plus qu'ils sentent que la voix ne *porte* pas et qu'il leur faut *forcer* pour se faire entendre.

Les chanteurs se plaignent encore du peu d'étendue

de leur voix ; Meyer a vu celle-ci acquérir deux tons dans le registre élevé après l'extirpation des tumeurs. » (1).

Troubles du développement. — Les troubles du développement existent souvent chez les adultes.

Les déformations portent sur la face : La voûte palatine surélevée est devenue ogivale. Les dents projetées plus ou moins en avant, chevauchent les unes sur les autres. Le nez est petit ; les fosses nasales rétrécies ; la cloison déviée. La lèvre supérieure trop petite est relevée et découvre les incisives. Le pli naso-génien est effacé ; la bouche est entr'ouverte.

Les déformations portent sur le thorax : on observe une dépression latérale de la poitrine et une projection en avant du sternum, à sa partie moyenne.

Nous n'insisterons pas sur ces troubles du développement.

Ils datent en effet du moment où l'ossification du squelette n'était pas effectuée ; ils sont la preuve, en somme que les tumeurs adénoïdes datent de l'enfance ; car, développées après l'ossification, elles ne peuvent déterminer aucune des altérations que nous venons de passer rapidement en revue.

Au point de vue même du diagnostic, leur importance est tout à fait secondaire. Ils peuvent exister chez des gens qui ont eu des végétations dans leur enfance, et qu'une opération a débarrassés, mais trop tard, pour que ces diverses malformations pussent disparaître.

Troubles de l'ouïe. — Les troubles de l'ouïe sont, avec

(1) CHATELLIER, thèse 1886.

ceux du catarrhe naso-pharyngien, souvent les signes révélateurs des végétations adénoïdes chez l'adulte (Raulin).

D'ailleurs ils jouent toujours un rôle si important dans l'évolution clinique de ces tumeurs, à quelque âge qu'elles apparaissent, qu'on a décrit une forme auriculaire de l'affection (Calmettes).

D'après Lœwenberg, leur mode d'action s'exerce de deux façons différentes :

1° En entretenant dans le pharynx une irritation qui se propage à l'oreille moyenne.

2° En obstruant mécaniquement l'entrée des trompes.

Pour certains auteurs (Trautmann), cette obstruction mécanique se produirait sans que l'amygdale tubaire fut intéressée. Les excroissances en forme de crêtes qu'on aperçoit près de l'orifice des trompes auraient leur point d'implantation sur la voûte.

Cette opinion est combattue par la plupart de ceux qui se sont occupés spécialement de la question ; ils admettent la propagation de l'inflammation à l'amygdale tubaire et son hypertrophie.

L'otite moyenne catarrhale s'établit insensiblement et finit par devenir chronique. Les lésions s'accentuent et s'organisent.

La membrane tympanique s'épaissit, devient fibreuse, se déprime, contracte des adhérences qui l'immobilisent au promontoire, les articulations s'ankylosent, la platine de l'étrier s'immobilise dans la fenêtre ovale ; la surdité fait des progrès incessants et devient excessive (Chatellier).

Symptômes physiques.

La rhinoscopie antérieure, la rhinoscopie postérieure, le toucher digital, tels sont les trois modes d'exploration du rhino-pharynx qui nous fournissent les symptômes physiques.

Rhinoscopie antérieure. — Nous n'insisterons pas sur la rhinoscopie antérieure. Les renseignements qu'on en tire sont de peu de valeur.

Quand les cavités nasales sont vastes, quand par un badigeonnage préalable d'une solution de cocaïne concentrée, on a amené la rétraction complète de la muqueuse, on peut quelquefois apercevoir, par la rhinoscopie antérieure, la paroi du pharynx et remarquer qu'elle est occupée par une masse plus ou moins volumineuse. A l'aide d'une sonde, on constate la consistance de cette masse et son degré de mobilité.

Rhinoscopie postérieure. — C'est grâce à ce mode d'exploration que l'on peut arriver à voir et à diagnostiquer d'une façon certaine l'hypertrophie de l'amygdale de Luschka.

Il est de toute nécessité d'ailleurs d'être exercé à sa pratique pour l'étude des affections du pharynx nasal.

La rhinoscopie postérieure exige assurément de la docilité de la part du malade et une certaine habileté de main de la part de l'opérateur. Mais elle est loin d'être aussi difficile qu'on s'est plu à le dire.

Nous ne nous arrêterons pas à la description de sa technique ; elle est faite dans tous les traités spéciaux.

Disons seulement que, pour faciliter l'introduction et la mise en position du miroir, on doit au préalable cocaïniser assez vigoureusement le voile du palais et la paroi du pharynx avec une solution forte de cocaïne, au 10ᵉ ou au 5ᵉ, par exemple.

La rhinoscopie postérieure sera aussi facilitée par l'emploi d'un rétracteur du voile du palais, qui permettra de relever la luette et toutes les parties molles du voile jusqu'à la cloison du nez, contre laquelle il vient s'appuyer.

Nous avons vu employer à Vienne, et nous-même avons utilisé avec avantage. un rétracteur, imaginé par M. le professeur Schnitzler. Cet instrument pouvant se fixer à la lèvre supérieure laisse à l'opérateur la liberté de ses deux mains. Il dégage complètement la vue du cavum pharyngé, supprime l'obstacle que la luette pourrait apporter à l'examen et est d'un précieux usage surtout pendant l'opération des végétations adénoïdes.

Si, en effet, on confie l'abaisse-langue au malade ou à un aide, après avoir soulevé le voile à l'aide du rétracteur, on peut, tenant son miroir d'une main et son instrument de l'autre, opérer les végétations avec facilité et surtout avec sûreté, sous le contrôle de la vue.

Avant de pratiquer la rhinoscopie postérieure, on fera bien aussi avec un pinceau, trempé dans une solution boriquée, de nettoyer le pharynx nasal de façon à le débarrasser des mucosités, parfois abondantes, qui pourraient gêner l'examen.

Au lieu de la muqueuse légèrement granuleuse, comme à l'état normal, on voit une masse plus ou moins volumineuse de tissu épais et rougeâtre.

Cette masse peut se présenter sous différents aspects.

Tantôt c'est la tonsille elle-même qui est seule hypertrophiée ; tantôt c'est l'amas lymphoïde de la fossette de Rosenmüller ; tantôt c'est l'amygdale tubaire. C'est là ce qui constitue ce que l'on a décrit sous le nom de *forme disséminée* de l'affection qui nous occupe.

D'autres fois, on observe appendues, à toute la largeur de la voûte de petites tumeurs mamelonnées de la grosseur d'une noisette.

« La muqueuse pharyngienne est à peu près saine, les orifices cartilagineux des trompes sont indemnes et apparaissent sous la forme de petites intumescences triangulaires d'un blanc jaunâtre. On rencontre surtout cet aspect chez les gens d'une vingtaine d'années » (Chatellier).

Il peut se faire aussi qu'outre ces tumeurs de la voûte, d'autres se soient développées au niveau de la trompe et en aient envahi la muqueuse (Moldenhauer).

Enfin, dans une autre forme, *la forme dite en masse*, le cavum pharyngé est entièrement rempli par le tissu hypertrophié. La voûte semble abaissée et les végétations masquent complètement à la vue les choanes.

Toucher digital. — Le toucher digital, pratiqué au moyen de l'index recourbé en crochet, viendra compléter les renseignements fournis par le miroir.

Ce toucher ne devra être fait qu'après avoir pris toutes les précautions antiseptiques nécessaires, et s'être soigneusement désinfecté la rainure de l'ongle. Tout en portant sur les différents parties du cavum, il devra être exécuté rapidement, car la manœuvre est assez désagréable pour le malade.

Au lieu de la cavité normale, lisse et spacieuse, le doigt rencontre une masse bosselée, plus ou moins bien délimitée.

La consistance des végétations adénoïdes chez l'adulte est plus dure que celle ordinairement observée chez l'enfant.

Le toucher fournira, sur le volume des tumeurs, des renseignements bien plus précis que le miroir. Dans le miroir, les tumeurs apparaissent en raccourci et semblent beaucoup moins volumineuses qu'en réalité.

CHAPITRE V

Pronostic.

D'après l'analyse des symptômes, nous voyons qu'on peut décrire, dans l'étude clinique des végétations adé noïdes, deux formes différentes : une forme dans laquelle prédominent les accidents de catarrhe naso-pharyngien ; une autre dans laquelle les troubles de l'ouïe sont surtout caractéristiques.

Le pronostic varie selon que l'on se trouve en présence de l'une ou de l'autre de ces formes.

L'ablation des végétations fait disparaître les accidents du catarrhe pharyngien et la guérison est en général assez rapidement obtenue.

Au contraire, dans la forme auriculaire, malgré le traitement chirurgical, les troubles de l'ouie persistent souvent. La cause en est dans les lésions chroniques et profondes qui se sont développées dans l'oreille moyenne.

CHAPITRE VI

Diagnostic.

Comme nous l'avons vu par l'étude des symptômes, les végétations adénoïdes, chez les adultes, passent facilement inaperçues, si on n'a l'attention éveillée sur la possibilité de leur développement.

Quand un malade se présente avec les signes d'un catarrhe pharyngien, rebelle depuis longtemps déjà à tous les traitements ou bien avec des troubles de l'ouïe, dont on ne trouve pas une explication suffisante par l'examen de l'oreille, il faut penser à l'hypertrophie de l'amygdale pharyngée.

Le seul moyen de faire le diagnostic positif, c'est de pratiquer l'examen rhinoscopique postérieur et de constater au niveau de la voûte l'existence de tumeurs adénoïdes.

D'ailleurs, nous ne saurions trop insister sur ce point, l'exploration au miroir du rhino-pharynx, doit être pratiquée systématiquement, toutes les fois où on a fait la rhinoscopie antérieure, la laryngoscopie ou l'examen de l'oreille. Il en est le complément nécessaire et indispensable.

Chez les enfants, les végétations adénoïdes se manifestent par un tel ensemble de symptômes subjectifs et objectifs, que le diagnostic s'impose, pour ainsi dire, sans qu'il soit nécessaire de recourir au miroir rhinoscopique. D'ailleurs, la plupart du temps, on y supplée par l'exploration digitale. Il n'en est pas de même chez les adultes ; et, si jusqu'à présent on n'a pas signalé chez eux plus souvent l'existence de végétations adénoïdes, c'est, croyons-nous, parce que la rhinoscopie postérieure, considérée à tort comme difficile, n'est pas assez entrée dans la pratique courante.

On fait ordinairement assez facilement le diagnostic différentiel.

Nous n'insisterons pas sur l'hypertrophie des amygdales palatines, à laquelle pendant longtemps on avait cru devoir rapporter nombre des accidents dus aux végétations adénoïdes (Dupuytren, Robert, etc.). A l'heure actuelle, la dissociation des troubles, dûs aux deux affections, est faite dans tous les classiques.

Si les troubles de gêne respiratoire dominent la symptomatologie, on reconnaîtra aisément à l'aide du spéculum nasi, si l'obstacle siège dans les fosses nasales. Ainsi on diagnostiquera à première vue les polypes muqueux ; les synéchies, les déviations de la cloison, le catarrhe chronique et hypertrophique.

Il faut se rappeler que souvent le catarrhe chronique et la rhinite hypertrophique coexistent avec le développement hyperplasique de l'amygdale pharyngée, ainsi que nous l'avons dit à la symptomatologie. D'après Raulin, l'aspect serait plus pâle dans la rhinite hypertrophique vraie. L'examen rhinoscopique postérieur d'ailleurs viendra lever les doutes.

C'est là un point qu'il importe de bien nettement

établir pour ne pas attaquer inutilement par des cautérisations répétées une muqueuse, qui souvent rétrocède
d'elle-même après l'ablation des végétations adénoïdes.

Quand on fait la rhinoscopie postérieure et qu'on
constate l'existence d'une tumeur dans le cavum pharyngé, on pourrait se demander si on n'est pas en présence d'un polype fibreux. C'est là un point de diagnostic parfois délicat, et dont M. Moure a bien fait ressortir
l'importance (1), quand il s'agit de jeunes gens de dix-
huit à vingt ans.

Nous laissons de côté évidemment les cas où « la
tumeur est volumineuse, dépasse en bas le voile du
palais ou envahit les cavités voisines, le nez, les orbi-
tes. On n'a pas alors affaire aux tumeurs adénoïdes qui
n'acquièrent jamais de pareilles dimensions, mais à un
polype fibreux » (Chatellier).

Par contre, si la tumeur est petite, le diagnostic peut
être complètement impossible et la question ne peut
se trancher que par l'examen histologique.

Pendant la première période de développement des
polypes fibreux, un signe différentiel important sera la
répétition fréquente d'épistaxis abondantes. On n'en
observe jamais de semblables dans l'évolution des
végétations adénoïdes.

Au point de vue de l'examen direct, on se rappellera
que l'hypertrophie de la tonsille pharyngienne se présente sous forme d'une masse plus ou moins irrégulière,
bosselée, tandis que le polype naso-pharyngien est
lisse, uni à sa surface, de couleur rougeâtre plus ou

______

(1) MOURE. *Soc. de laryngologie*, 1890.

moins foncée, sillonnée de vaisseaux toujours assez volumineux.

Au toucher, « dans le cas de végétations adénoïdes, l'index, dès qu'il a glissé derrière le voile du palais, rencontre aussitôt une masse molle, irrégulière dont l'ongle détache facilement un fragment. La sensation qu'on éprouve a été comparée assez exactement à celle que donne un amas de vers de terre pelotonnés » (Moldenhauer). S'agit-il au contraire d'un polype, le doigt rencontre une masse dure, cartilagineuse, peu mobile, à surface polie, à peine tomenteuse au niveau de son insertion (Moure).

Chez les personnes âgées, on ne confondra pas la tumeur adénoïde avec une tumeur cancéreuse. Le cancer a une marche rapide, détermine des douleurs lancinantes, un engorgement ganglionnaire et une cachexie générale qui ne se retrouvent à aucun degré dans l'hyperplasie de la tonsille. La tumeur est de plus anfractueuse, ulcérée, saignant facilement au moindre contact.

CHAPITRE VII

Traitement.

Les mêmes modes de traitement peuvent s'appliquer aux végétations adénoïdes de l'adulte et de l'enfant. Or, il est peu de points de l'histoire de ces tumeurs sur lesquels on ait autant écrit.

A l'heure actuelle, « la série des instruments qu'on emploie pour opérer les végétations adénoïdes forme un magnifique arsenal. Chacun d'eux a ses partisans ; mais on peut dire qu'on est à même d'atteindre avec tous le but qu'on se propose. C'est l'habitude et la pratique qu'on possède d'un instrument qui font généralement qu'on le préfère » (Moldenhauer).

Nous allons passer rapidement en revue les différentes méthodes.

La *cautérisation* peut être chimique ou galvanique.

La cautérisation chimique se fait à l'aide de porte caustique à forme particulière, en *f* italique, c'est-à-dire présentant une double courbure, l'une regardant en haut, l'autre en bas. C'est la même forme que celle des tiges à pansement de la cavité pharyngienne. Les instruments les plus employés ont été ceux de Meyer, Politzer, Lœwenberg ; et les caustiques, utilisés de préférence le nitrate d'argent et l'acide chromique, fondus à la chaleur, sur l'extrémité de l'instrument.

Mais cette méthode est absolument insuffisante pour détruire à elle seule les végétations adénoïdes. Elle agit très lentement, d'une façon incertaine, et ne peut guère servir que dans certains cas pour parfaire la guérison.

La cautérisation galvanique est bien supérieure : c'est là une bonne méthode. Elle a été employée avec succès par Voltolini, Capart, etc.

On a proposé aussi d'enlever les végétations adé-noïdes *avec le doigt*, soit en grattant simplement avec l'ongle (Guye, d'Amsterdam), soit en faisant usage d'une espèce de couteau annulaire porté sur un bouclier mé-tallique qui protège le doigt (Capart).

Mais ce procédé doit être absolument abandonné ; l'attouchement simple avec le doigt laisse même à craindre des accidents septiques (Gellé), par suite de la difficulté que l'on éprouve à obtenir une asepsie com-plète de la rainure de l'ongle.

De plus, en se plaçant uniquement au point de vue de l'ablation de la masse hypertrophiée, ce procédé, déjà très médiocre chez l'enfant où cependant la tumeur est molle, ne saurait réussir chez l'adulte où la tumeur est ordinairement assez dure.

Enfin, une autre méthode est celle dite de *section*. Nous n'entrerons pas dans la description minutieuse des nombreux instruments imaginés dans ce but. Citons simplement le couteau annulaire de Gottstein, la curette de Hartmann, la pince Lœwenberg-Woakes.

C'est de ce dernier instrument que nous nous servons ordinairement : on peut d'ailleurs terminer l'opération par quelques coups de curette, si on aperçoit que de petites masses hypertrophiées, difficiles à saisir avec la pince, lui ont échappé.

L'opération ne doit être faite qu'avec les précautions antiseptiques les plus minutieuses de façon à éviter toute cause d'infection.

On fera au préalable un lavage complet des fosses nasales et de la cavité pharyngienne avec une solution antiseptique, par exemple de l'eau boriquée à 2 0/0. On ne se servira que d'instruments soigneusement désinfectés ; stérilisés, si possible.

On n'a pas ici, comme chez les enfants besoin d'avoir recours au chloroforme ou au bromure d'éthyle.

Un badigeonnage vigoureux du pharynx avec une solution forte de cocaïne au 5° suffit pour produire une anesthésie totale.

Quand on a une certaine habitude de l'opération on peut la faire sans le secours du miroir et arriver à saisir très bien les tumeurs dont on a reconnu la présence.

Cependant, le contrôle de la vue donnera toujours plus de sûreté.

On fixera au préalable le voile du palais à l'aide du rétracteur de Schnitzler par exemple, d'un emploi très commode et sur lequel nous avons déjà insisté.

Puis on déprimera la langue avec un abaisse-langue que l'on fera tenir soit au malade lui-même, soit à un aide.

On fera bien aussi d'immobiliser la tête, de façon à éviter tout mouvement pendant l'opération.

Alors se guidant d'après le miroir, qui permet de suivre d'une façon parfaite tous les mouvements que l'on donne à la cuiller de la pince dans la cavité pharyngienne, on enlèvera, par une série de coups de pince toute la masse des végétations adénoïdes.

Si l'écoulement sanguin est modéré, si l'opération est bien tolérée, on peut la terminer en une fois. Dans le cas contraire, on peut agir dans plusieurs séances successives.

Pour éviter tout accident consécutif, on fera, sitôt l'opération terminée, avaler de petits morceaux de glace, jusqu'à ce que l'hémorrhagie soit complètement arrêtée. Si l'hémorrhagie ne cédait pas spontanément et rapidement, on pourrait badigeonner le champ opératoire soit avec une solution forte d'antipyrine (Gouguenheim) soit avec une solution iodo-iodurée forte (Ruault). On lavera de nouveau abondamment le nez et le rhinopharynx, de manière à les débarrasser du sang qui les obstrue, avec le siphon nasal de Weber.

On recommandera au malade de garder la chambre pendant quelques jours, en ne se nourrissant que d'aliments liquides et froids et en reprenant de la glace, s'il s'apercevait que sa salive se teinte de sang. On lui ordonnera de continuer plusieurs fois par jour les irrigations nasales.

Une fois la cicatrisation opérée, on pourra toucher le rhino-pharynx avec une solution astringente, de la glycérine iodée par exemple.

Les suites de l'opération sont ordinairement des plus bénignes, et le malade guérit rapidement avec peu de douleurs et peu de réaction inflammatoire.

Deux accidents peuvent cependant survenir : l'hémorrhagie et l'infection. Mais, il faut bien le savoir, ces accidents sont exceptionnels.

Nous n'insisterons pas sur les états généraux, dans lesquels l'opération se trouve contre-indiquée, tels que l'hémophilie.

Mais, en dehors de ces cas, on a noté des hémorrhagies survenant soit primitivement, c'est-à-dire au moment de l'opération ; soit secondairement, c'est-à-dire quelques jours après.

Ces hémorrhagies surviennent plus fréquemment chez les adultes que chez les enfants. Nous en rapportons ici deux observations.

« Ces hémorrhagies sont dues à des poussées congestives céphaliques, et celles-ci peuvent dépendre de la constitution même du sujet (neuro-arthritique) ; ou d'une disposition particulière et transitoire en rapport avec l'accomplissement d'une fonction naturelle (approche de la période menstruelle) ; ou d'un état morbide local (angine, coryza) (1). »

De l'énumération de ces diverses causes, nous retiendrons surtout deux points importants : la nécessité de ne pas opérer au momeut de la période menstruelle ; ou quand persistent encore des phénomènes inflammatoires, si légers fussent-ils (coryza, angine).

Les accidents septiques se traduisent par des poussées d'angine, d'amygdalite, plus fréquemment d'otite moyenne. Ils sont dus à l'oubli des règles antiseptiques pendant l'opération et on les évitera facilement, en s'y conformant d'une façon rigoureuse.

(1) RUAULT. *Soc. de laryng. franç.*, 1890.

Le traitement des végétations adénoïdes doit se compléter par le traitement des complications qu'ils accompagnent.

Nous avons déjà dit que l'hypertrophie de la muqueuse nasale disparaissait souvent d'elle-même ; si elle persistait, il faudrait la traiter par des cautérisations au galvano-cautère. Sinon le malade, ne recouvrant pas la perméabilté nasale, ne retirerait pas le bénéfice de son opération.

De même pour la pharyngite granuleuse, contre laquelle on emploiera aussi la galvano-caustie, associée à des gargarnismes médicamenteux.

Enfin, on traitera d'une façon appropriée les différents troubles de l'audition.

OBSERVATIONS

Observation I (personnelle)

Paul L..., 60 ans, se présente à la consultation laryngologique de l'hôpital Lariboisière, le 2 novembre 1890; il se plaint de souffrir de la gorge.

Le malade n'a jamais fumé, mais prise depuis l'âge de 20 ans. Il y a une trentaine d'années, dit-il, qu'il a commencé à souffrir de la gorge ; cependant, étant enfant, il se rappelle qu'il avait souvent la bouche ouverte ; il ne ronflait pas la nuit.

L'année dernière, a été opéré d'un polype muqueux de la fosse nasale gauche.

Depuis 2-3 ans, les douleurs de gorge ont augmenté. Il éprouve une gêne continuelle et une grande difficulté à avaler sa salive. Pas de douleurs en mangeant. Pas de troubles de la voix. Audition bonne. Le matin, il crache beaucoup : crachats petits, épais, grisâtres, en boule, qu'il a de la peine à détacher.

A l'examen, pas de troubles du développement de la face ; pas de pharyngite granuleuse, ni d'hypertrophie des amygdales.

A la rhinoscopie antérieure, on constate une épine de la cloison à gauche, une injection assez vive de toute la pituitaire et une hypertrophie légère de la muqueuse des cornets inférieurs.

A la rhinoscopie postérieure, le cavum pharyngé est large.

Au niveau de la voûte, en arrière de la cloison et dans la partie gauche du rhino-pharynx, on constate plusieurs masses de couleur rougeâtre, irrégulières, mamelonnées, au nombre de 3 ou 4, de la grosseur d'une noisette chaque.

Trois prises successives sont faites avec la pince sous le contrôle du miroir les 22 et 27 novembre, et le 2 décembre.

Après chacune de ces opérations, on use des précautions ordinaires : lavages boriqués, glace, etc.

L'écoulement sanguin a été insignifiant ; aucun accident.

16 décembre. Le naso-pharynx est complètement débarrassé des masses qui s'y étaient développées.

Le malade se dit très amélioré. Il continue à se faire des injections nasales boriquées et tous les deux jours vient se faire toucher à la glycérine iodée.

L'analyse histologique du tissu enlevé montre qu'il s'agissait bien là de végétations adénoïdes typiques.

OBSERVATION II

Julie S..., 45 ans, vient à la consultation le 4 novembre 1890.

Il y a 3-4 ans seulement a commencé à souffrir de la gorge ; rien dans l'enfance.

A eu, il y a 2 ans, une laryngite qui lui a duré 15 jours et qui a disparu d'elle-même.

Se plaint actuellement de symptômes de catarrhe chronique du pharynx : Sensation de sécheresse dans la gorge ; crachats épais, grisâtres surtout le matin. Toux intermittente, voix enrouée légèrement au réveil. Dort la bouche ouverte. Aucun trouble de l'ouïe.

A l'examen de la gorge, rien au voile du palais. Pas de pharyngite granuleuse.

La rhinoscopie postérieure fait constater sur la voûte, immédiatement en arrière de la cloison, une masse irrégulière n'interceptant pas le passage de l'air.

Au toucher, consistance assez dure, volume d'une cerise. Hypertrophie de l'amygdale de Luschka.

La rhinoscopie antérieure montre qu'il s'est développé une rhinite hypertrophique, assez marquée, surtout à droite, avec prédominance sur le cornet moyen dont la muqueuse présente de l'hypertrophie polypoïde.

Un seul coup de pince : sous le contrôle du miroir, suffit à débarrasser la voûte pharyngienne du tissu hypertrophié. Les précautions ordinaires sont prises : aucun accident consécutif.

16 décembre. La malade dit être tout à fait guérie. Elle ne crache plus, ne souffre plus de la gorge.

L'analyse histologique a démontré qu'il s'agissait là d'une hypertrophie type de la glande de Luschka.

OBSERVATION III (PERSONNELLE)

D..., 34 ans, vient le 2 décembre à la Clinique de Lariboisière. Chancre induré en 1883.

Depuis 10 mois, se plaint d'une gêne assez considérable dans le gosier. Crachats épais, grisâtres, difficiles à détacher, surtout le matin. Est obligé de faire des efforts de *raclement* pour arriver à expectorer. Voix couverte le matin. Jamais de troubles de l'ouïe. Le malade est soigné depuis plusieurs mois pour un catarrhe chronique du pharynx. A toujours dormi la bouche ouverte, dit-il. Pas de troubles respiratoires.

En faisant ouvrir la bouche, on constate de l'épaississement des parois postérieures du voile ; de la pharyngite granuleuse.

A la rhinoscopie antérieure, rien d'anormal.

A la rhinoscopie postérieure, on observe sur toute l'étendue de la voûte pharyngée, empiétant sur la paroi postérieure, un paquet volumineux de masses irrégulières, mamelonnées, donnant tout à fait l'aspect des végétations adénoïdes de l'enfant. Ces masses étaient recouvertes de mucosités abondantes. L'ouverture postérieure des fosses nasales est libre. Mais on ne voit pas à droite l'ouverture de la trompe.

Les tumeurs sont enlevées en 2 prises successives le 2 et le 4 décembre. Aucun accident consécutif.

Le malade est en bonne voie d'amélioration. Tous les 2 jours, attouchement à la glycérine iodée.

OBSERVATION IV (Due à l'obligeance du Dr GOUGUENHEIM).

X..., notaire en province, âgé de 45 ans, vient consulter le Dr Gouguenheim en 1885.

Troubles de l'ouïe depuis plusieurs années, audition presque abolie d'un côté, très altérée de l'autre. Le malade ne peut répondre qu'à une conversation à voix très haute et aux personnes qui parlent près de ses oreilles. La surdité est devenue tellement gênante, qu'il est sur le point de renoncer à ses occupations.

En même temps, maux de gorge continuels.

Le malade présente l'aspect le plus caractéristique des végétations adénoïdes. La bouche est et a toujours été ouverte.

A la rhinoscopie postérieure et au toucher, nombreuses masses adénoïdes.

Série de prises successives. Le malade n'a été complètement débarrassé qu'au bout d'un mois. Mais, déjà après les premières opérations, l'audition s'était sensiblement améliorée d'un côté.

A la fin du traitement, ce côté était redevenu normal ; de l'autre, a toujours persisté un peu de dureté.

Le malade a été suivi pendant 3 ou 4 ans ; la guérison s'est maintenue.

OBSERVATION V (Communiquée par le Dr GOUGUENHEIM).
Recueillie en 1886.

Mme X..., âgée de 60 ans. Surdité progressive presque complète.

Dort toujours la bouche ouverte. Maux de gorge presque continuels.

A la rhinoscopie postérieure, on découvre de nombreuses tumeurs. Au toucher, consistance très dure.

Quatre séances consécutives déterminent des hémorrhagies assez sérieuses.

Pas de diminution de la dureté de l'ouïe pendant 2 mois. Au bout de ce temps, la malade écrit qu'elle va beaucoup mieux.

OBSERVATION VI (Communiquée par le Dr GOUGUENHEIM).
Recueillie en 1886.

Mme X... âgée de 20 ans.

Type parfait de végétations adénoïdes. Maux de gorge continuels. Céphalalgie fréquente.

Pas de surdité.

Guérie complètement après 15 jours de traitement. La guérison s'est très bien maintenue.

OBSERVATION VII (Communiquée par le Dr GOUGUENHEIM).

M. V..., 35 ans.

Maux de gorge continuels, céphalalgie fréquente ; besoin de sommeil souvent dans la journée.

Pas de troubles de l'ouïe.

Végétations adénoïdes dans le rhino-pharynx.

Guéri après un mois de traitement. La guérison s'est très bien maintenue après 2 ans d'observation.

OBSERVATION VIII (Communiquée par le Dr GOUGUENHEIM).

X..., âgé de 35 ans.

Maux de gorge continuels ayant résisté aux cautérisations répétées de la muqueuse pharyngienne et de la muqueuse nasale. Pas de troubles de l'ouïe.

A la rhinoscopie postérieure, découverte de masses adénoïdes masquant les choanes.

Guérison par l'extirpation des végétations.

OBSERVATION IX (Communiquée par le Dr GOUGUENHEIM).

Mme X..., âgée de 30 ans.

Maux de gorge continuels et accès violents d'asthme.

Pas de troubles de l'ouïe.

Opérée en une fois. Guérison des maux de gorge. Diminution très sensible de l'oppression et des accès d'asthme.

OBSERVATION X (Communiquée par le Dr GOUGUENHEIM).

Mme X..., 26 ans.

Maux de gorge continuels. Déviation de la cloison. Pas de troubles de l'ouïe.

Végétations adénoïdes dans le naso-pharynx.

Guérison.

OBSERVATION XI (Communiquée par le Dr GOUGUENHEIM).

Mme X..., 30 ans.

Maux de gorge continuels. Dureté très marquée de l'ouïe. Bouche toujours ouverte.

Végétations adénoïdes abondantes dans le rhino-pharynx. Opérées plusieurs fois.

Les maux de gorge et les troubles de l'ouïe se sont amendés très notablement. Toutefois l'audition n'est pas revenue du côté droit. De ce côté, l'orifice postérieur des fosses nasales est obstrué par une cloison osseuse.

La malade a eu à la dernière extirpation, une hémorrhagie tellement sérieuse, qu'on dût pratiquer le tamponnement des fosses nasales.

Observation XII (Communiquée par le Dr Gouguenheim).

R. C..., âgé de 53 ans, s'est toujours bien porté, mais est, depuis son enfance, très sujet aux maux de gorge.

Vers l'âge de 25 ans, a commencé à respirer la bouche ouverte.

Plus tard, s'aperçoit qu'à certains moments, il entend difficilement, il est forcé de faire répéter lorsqu'on lui parle.

La surdité devient permanente ; depuis 5-6 ans, elle est presque complète à gauche. A la suite d'une angine, il reste quelques jours complètement sourd des deux côtés.

En même temps, il est sujet aux enrouements. Le chant est devenu impossible.

A ce moment (1888) il vient consulter le Dr Gouguenheim qui constata de la pharyngite et de la laryngite chronique, mais surtout la présence de tumeurs adénoïdes, volumineuses.

Ces tumeurs étaient implantées autour de l'orifice des trompes d'Eustache, principalement à gauche.

Deux séances suffisent à débarrasser complètement le cavum pharyngé.

Les suites de l'opération furent bénignes et le résultat excellent.

Quinze jours après l'opération, l'oreille gauche entendait, la voix s'améliorait et la respiration par le nez se faisait régulièrement.

Aujourd'hui, c'est-à-dire deux ans et demi après l'opération, la guérison est complète. L'ouïe, la voix, la respiration sont redevenues absolument normales.

Observation XIII (Communiquée par le Dr Gouguenheim).

X..., âgé de 65 ans, traité il y a deux ans à la clinique laryngologique de Lariboisière.

Masses adénoïdes volumineuses, remplissant le rhino-pharynx, et ayant produit des troubles de l'ouïe et de la respiration.

Ablation. Guérison complète.

OBSERVATION XIV (PERSONNELLE)

X..., 27 ans. Depuis une dizaine d'années, souffre par intervalles, d'une surdité plus ou moins prononcée. A, dès le début de ses troubles de l'audition, subi un traitement par les douches d'air.

Comme l'amélioration avait été très légère et tout à fait passagère, avait cessé de se soigner.

N'a jamais eu niécoulement, ni bourdonnements d'oreille. Dort la bouche ouverte. Ne ronfle pas. Sclérose légère des deux tympans, prédominant à gauche. Montre : 0,75 cent. à gauche ; 0,50 cent. à droite,

Rhinite hypertrophique.

Masses adénoïdes volumineuses, surtout au niveau des trompes, dans le rhino-pharynx.

Deux séances successives, le 18 et le 22 mars 1890, suffisent à enlever complètement les végétations.

Comme la rhinite hypertrophique ne rétrocède pas d'elle-même, des cautérisions sont faites, dans le courant d'avril, sur la muqueuse des cornets.

Insufflations d'air dans l'oreille moyenne par le cathétérisme avec la sonde d'Itard.

Amélioration très sensible de l'audition. Le malade n'a plus de dureté de l'ouïe que s'il est atteint de coryza.

OBSERVATION XV (PERSONNELLE)

B..., Rosa, 19 ans, vient à la consultation de l'hôpital Lariboisière, le 28 octobre 1890.

Malade depuis décembre 1889. Maux de gorge fréquents. Dort constamment la bouche ouverte. Respiration nasale impossible. A parfois l'oreille dure.

Troubles de la prononciation : ne peut pas prononcer les *m*, ni les *n*.

A la rhinoscopie postérieure, la voûte du pharynx semble abaissée. On aperçoit une masse mamelonnée, volumineuse qui bouche complètement l'orifice des fosses nasales.

Cette masse est assez molle au toucher : végétations adénoïdes.

Hypertrophie des cornets inférieurs. Épine de la cloison à droite. 3 prises successives avec la pince les 28 octobre ; 4 novembre et 13 novembre.

Le rhino-pharynx est débarrassé. Aucun accident consécutif.

La malade peut fermer la bouche, ne ronfle plus la nuit, entend très bien.

La prononciation s'est améliorée.

IMPRIMERIE LEMALE ET Cie, HAVRE

PLANCHE I

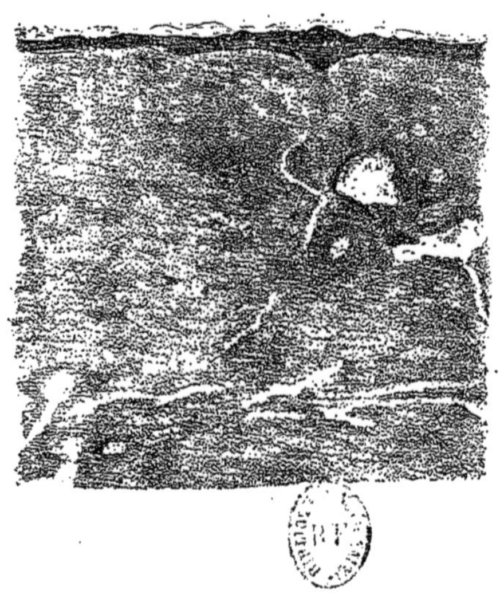

TISSU ADÉNOIDE

Végétations adénoïdes chez un homme de 65 ans (obs. XIII).

D'après photographie microscopique. Vérick ; oc I, obj. IV.

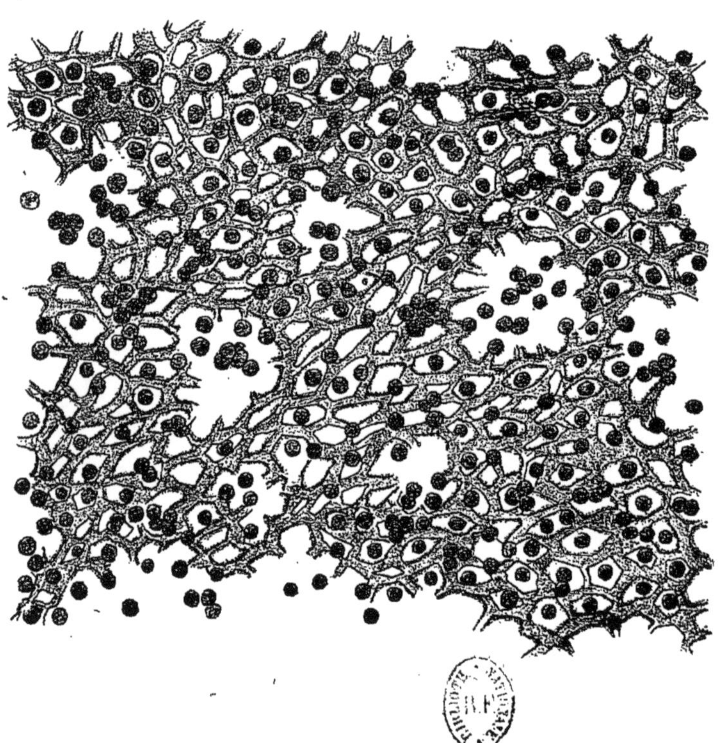

RETICULUM LYMPHATIQUE

Végétations adénoïdes chez un hommes de 34 ans (obs. III).

Leitz ; oc. I. obj. II.

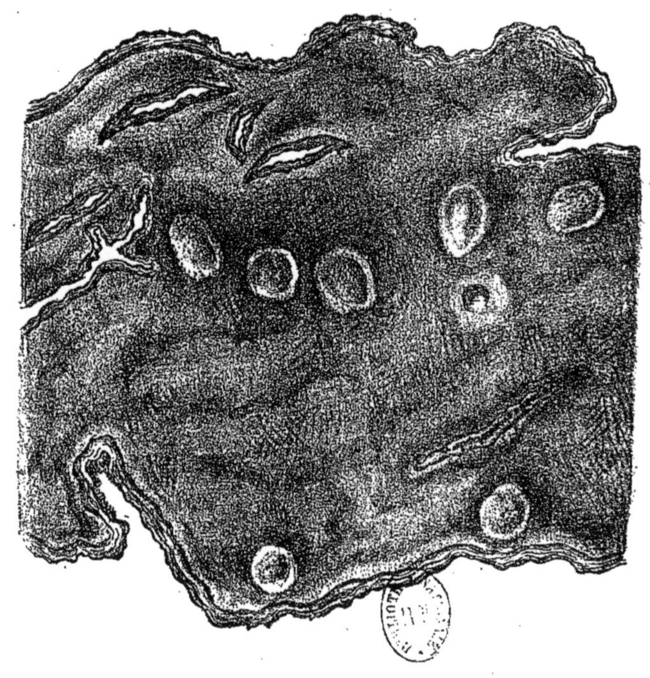

CORPUSCULES LYMPHATIQUES

Végétations adénoïdes chez un homme de 60 ans (obs. I).

Hartnach ; ocul. IJ   obj. VII.